AF502991

RAPPORT

SUR LES

CAS DE MORT SURVENUS A LYON

DEPUIS LA DÉCOUVERTE DE L'ANESTHÉSIE

ET QUI PEUVENT ÊTRE MIS A LA CHARGE DE L'ÉTHER ;

PAR

LE DOCTEUR GAYET,

Chirurgien en chef désigné de l'Hôtel-Dieu.

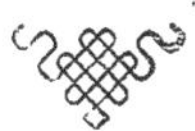

Présenté à la Société des Sciences médicales de Lyon,
au nom d'une Commission composée de MM. Mayet, Icard, Boucaud,
Laroyenne, Gayet, rapporteur.

LYON

IMPRIMERIE D'AIMÉ VINGTRINIER

Rue de la Belle-Cordière, 14.

1867.

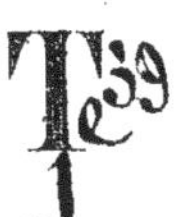

RAPPORT

SUR LES

CAS DE MORT SURVENUS A LYON

PAR L'ÉTHÉRISATION

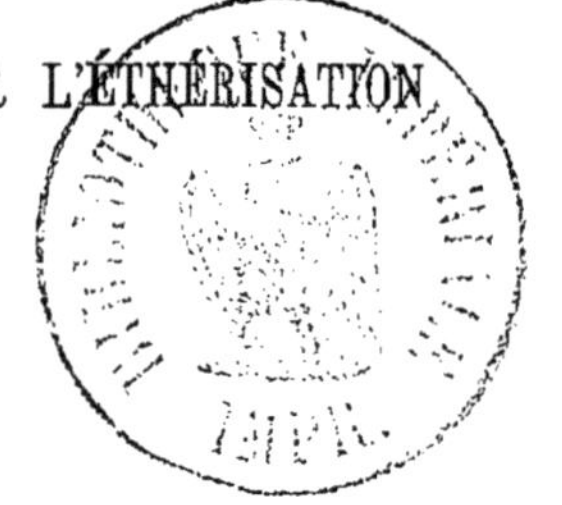

RAPPORT

SUR LES

CAS DE MORT SURVENUS A LYON

DEPUIS LA DÉCOUVERTE DE L'ANESTHÉSIE

ET QUI PEUVENT ÊTRE MIS A LA CHARGE DE L'ÉTHER ;

PAR

LE DOCTEUR GAYET,

Chirurgien en chef désigné de l'Hôtel-Dieu.

———◆———

Présenté à la Société des Sciences médicales de Lyon ,
au nom d'une Commission composée de MM. Mayet, Icard, Boucaud,
Laroyenne, Gayet, rapporteur.

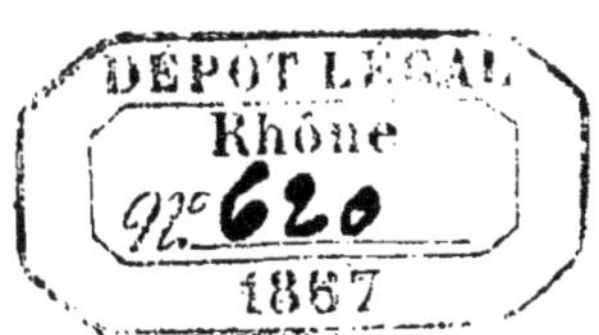

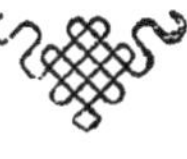

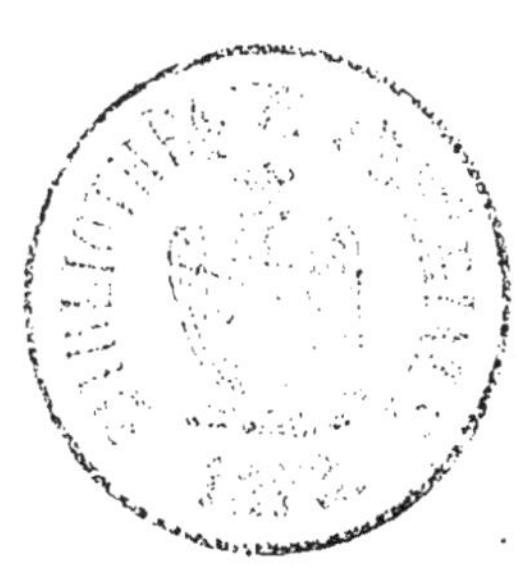

LYON

IMPRIMERIE D'AIMÉ VINGTRINIER

Rue de la Belle-Cordière, 14

———

1867.

RAPPORT

SUR LES

CAS DE MORT SURVENUS A LYON

DEPUIS LA DÉCOUVERTE DE L'ANESTHÉSIE,

ET QUI PEUVENT ÊTRE MIS A LA CHARGE DE L'ÉTHER.

Messieurs,

En prenant en considération l'idée d'ouvrir une enquête sur les cas de mort attribuables à l'éther, qui se sont produits à Lyon depuis l'introduction de l'anesthésie, vous avez témoigné de votre sollicitude pour une question qui intéresse la chirurgie en général et notre pratique locale en particulier.

Avons-nous raison de persister dans l'emploi de l'éther, ou ne faisons-nous qu'obéir à une routine de clocher ? Telle est la question qui a été posée le jour où à propos d'une observation de M. Laroyenne, on a mis en avant des faits qui, par leur nombre, au moins, mettaient en cause l'innocuité relative de notre anesthésique préféré. Plusieurs de ces faits, il est vrai, étaient produits avec des réserves telles et des renseignements si incomplets, qu'on pouvait douter même de leur authenticité, et il nous incombait le devoir de les élucider.

La discussion qui s'éleva immédiatement jeta bien

quelques lumières sur ces cas obscurs ; mais, pensant avec juste raison qu'un éclaircissement complet serait bien mieux le fait d'une Commission, vous vous êtes décidés à nommer au scrutin MM. Mayet, Icard, Boucaud, Laroyenne et Gayet, avec mission d'ouvrir une enquête sur les cas de mort par l'éther arrivés à Lyon, et de vous donner, dans un rapport, les résultats de leurs recherches. C'est ce rapport que je viens aujourd'hui lire devant vous.

Dans la discussion à laquelle j'ai fait allusion, on ne s'est pas contenté de mettre en avant des cas de mort foudroyante. Un de nos collègues ayant évoqué ses souvenirs, a cru pouvoir faire figurer au passif de l'éther quelques observations dans lesquelles l'issue fatale a été plus ou moins tardive. Votre Commission a donc dû se préoccuper avant tout de savoir si elle devait donner à ces observations une place dans son rapport.

Plusieurs considérations l'ont détournée de faire autre chose que de les rappeler brièvement. La première, c'est la difficulté de s'arrêter dans une pareille voie si elle s'y engageait une fois ; car en face de la terminaison funeste d'une opération, on peut toujours, de près ou de loin, reprocher quelque chose à l'ébranlement que l'anesthésie aura causé.

La seconde considération, c'est la difficulté plus grande encore de faire dans les observations la part de l'éther, lorsque le temps écoulé entre les manœuvres inhalatoires et la mort laisse une si large place aux complications et à l'imprévu.

Tous les auteurs qui ont traité la question de l'anesthésie se sont préoccupés de l'influence qu'elle peut avoir sur les suites des opérations, et tous se sont accordés à dire que pas une question n'était plus que celle-ci hérissée de difficultés presque insolubles. Aussi votre Commission, sans méconnaître l'importance de ce sujet, sans refuser de le traiter, si vous jugiez à propos de lui en confier la tâche, a-t-elle résolu de borner ses recherches aux cas où la mort s'est produite pendant la période opératoire, c'est-à-dire entre le moment où le malade est soumis aux premières inhalations éthérées et celui où il est replacé dans son lit. Le fait de M. Laroyenne occupe la limite extrême de cette période.

Toutefois, pour n'encourir aucun reproche, nous signalerons les observations auxquelles on a fait allusion dans la séance du 22 mai.

En se bornant ainsi, votre Commission a pu réunir sept cas de mort depuis l'introduction de l'anesthésie, chiffre sérieux si on le compare à celui des éthérisations. Nous allons, dans une première partie de ce travail, les exposer tels qu'il nous a été donné de les connaître, de façon à fournir au public , le juge souverain en pareille matière, les pièces mêmes du procès qu'il doit juger. Ensuite, exerçant nous-même notre droit d'appréciation, nous dirons, dans une seconde partie, notre pensée sur des faits qui se sont passés presque sous nos yeux.

PREMIÈRE PARTIE.

Ces sept observations sont dans l'ordre de leur succession :

1° Celle de M. Barrier, en 1852.

2° Celle de l'Antiquaille, en 1853 ou 1854.

3° Celle de M. Desgranges, en 1856.

4° Celle de M. Berne en 1856.

5° Celle de M. Barbier, de Saint-Symphorien-de-Lay, en 1860.

6° Celle de M. Chassagny, en 1864.

7° Celle de M. Laroyenne, en 1867.

Un premier travail qu'a dû s'imposer votre Commission a été de remonter aux sources de toutes les observations pour en vérifier l'exactitude et l'authenticité. Pour quelques-unes les recherches ont été simples et ont amené à des résultats au-dessus de toute discussion ; pour d'autres la besogne a été moins facile, et une surtout restera toujours voilée d'un certain nuage. Pour que vous en puissiez juger, elle vous sera scrupuleusement soumise avec les versions diverses auxquelles elle a donné lieu.

Obs. I. — (Publiée dans les Bulletins de la Société de chirurgie, tome III, p. 599.)

Le 26 août 1852, entre à l'Hôtel-Dieu de Lyon une femme

âgée de 53 ans, affectée d'un ostéosarcome du maxillaire su-
périeur droit. L'état général de cette femme n'était pas trop sa-
tisfaisant; elle montrait bien plus que son âge; elle était faible,
amaigrie ; le teint était pâle, même jaunâtre comme dans la
cachexie commençante. M. Barrier, sur sa première impression,
hésita à l'opérer. D'après les vives instances de la malade, il
s'y décida cependant ; mais il désirait se dispenser de l'éthériser, en raison de l'état général, craignant que sa faiblesse ne
rendît dangereuse l'inhalation des anesthésiques, et à cause de
la nécessité de l'opérer assise. Il céda cependant à ses suppli-
cations, et l'opération fut pratiquée le 11 septembre 1852.

La malade fut promptement endormie par l'éther. Le procédé
suivi fut celui de l'éponge placée dans une vessie. Je puis, dit
M. Barrier, affirmer que nous étions sur nos gardes, et qu'un
aide tenait l'artère sous son doigt. L'anesthésie étant complète,
je commençai l'opération par l'incision des parties molles, ce
qui obligea d'écarter l'éponge de dessous le nez ; par conséquent
l'air pouvait passer en assez grande quantité par les narines ;
je liai quelques vaisseaux sur les bords de l'incision et j'allais
attaquer l'os avec le ciseau. Une minute plus tôt, j'avais porté
le ciseau sur les limites de la tumeur et coupé l'apophyse mon-
tante quand je m'aperçus, et les assistants avec moi, que la respiration s'arrêtait. Je suspendis l'opération, et je fis complètement retirer l'éponge, que l'on avait jusqu'à ce moment appro-
chée et éloignée alternativement des narines, suivant les mouvements de la manœuvre opératoire. L'alarme fut grande et
partagée par tous les assistants. La respiration avait cessé, et
le pouls ne se sentait ni au poignet ni à la région précordiale,
ou n'y était perçu que d'une manière douteuse. Aussitôt la
malade et son fauteuil furent renversés en arrière pour placer
la tête et le corps dans une position horizontale. La face était

extrêmement pâle, cadavéreuse, les yeux ternes et immobiles. Friction sur les tempes et la poitrine avec le vinaigre et l'ammoniaque, compression alternative du thorax et de l'abdomen pour exciter les mouvements respiratoires, insufflation de la trachée avec une sonde d'argent, tout resta inutile. L'autopsie ne put être faite.

La quantité d'éther non pas absorbée, mais employée, fut au plus de 30 grammes. L'hémorrhagie fut peu considérable et le sang ne coula pas dans le pharynx. »

Cette observation ne peut être de notre part l'objet d'aucun commentaire historique. Elle est connue depuis longtemps dans la science ; elle est complète, publiée peu après l'évènement, et ne repose sur aucun souvenir équivoque.

Le second fait s'est passé à l'Antiquaille en 1853 ou 54, et figure en peu de mots dans une courte brochure publiée vers cette époque par M. Bron. Ce que nous en allons dire nous a été raconté tout au long par un témoin oculaire qui nous a garanti l'authenticité du fait et de ses détails.

Obs. II. — Il s'agissait d'enlever à une fille publique de 24 ans que l'on savait enceinte de quatre mois, d'énormes végétations vulvaires, et comme pour arrêter l'hémorrhagie probable on avait l'intention d'employer le fer rouge, on crut devoir endormir la malade.

L'interne de service et l'un de ses collègues, de qui nous tenons ces détails, se réunirent pour pratiquer cette opération, qui, entre parenthèse, se pratique assez fréquemment chez les vénériennes de l'Antiquaille.

Une fois la malade endormie, sans difficulté, celui qui s'était chargé de l'éthérisation se mit en devoir de passer les fers rouges avec lesquels l'opérateur arrêtait le sang.

Dans cette manœuvre, le pouls fut abandonné, et la respiration fut seule surveillée, la malade gardant sur le visage le sac à éther. Au bout de 20 à 25 minutes, le pouls fut ressaisi, mais parut si faible qu'aussitôt l'opération fut abandonnée, et des soins furent administrés pour rappeler à elle la patiente ; mais tout fut inutile, la respiration s'éteignit presque aussitôt et la malade mourut.

L'autopsie ne révéla rien qui soit resté dans le souvenir du témoin oculaire qui nous a raconté ce fait, si ce n'est une assez grande quantité de soupe de riz dans l'estomac. En allant aux renseignements, on apprit que, malgré toutes les recommandations, la malade avait cru devoir manger pour se *donner du courage*.

L'impression de M. le docteur Coutagne fut alors que cette malade avait succombé par la faute de l'éther.

Nous arrivons au fait revendiqué par M. Desgranges. Sa date n'est pas précise, il s'est passé vers 1856. Comme on va le voir, l'incertitude pèse jusqu'à un certain point sur son histoire, parce que le chirurgien entre les mains duquel il s'est produit l'ayant considéré bien plus comme le résultat d'un grand traumatisme que comme un méfait de l'anesthésie, n'en a gardé d'autre souvenir que celui qu'on garde, en général, pour ces cas malheureux, en face desquels l'art reste désarmé, et dont il ne saurait faire son profit. Ce souvenir, l'ex-chirurgien en chef de l'Hôtel-Dieu l'a consigné dans la note textuelle que voici :

Obs. III. — Homme d'une trentaine d'années, employé du chemin de fer. Écrasement de la jambe par une locomotive. Traces de contusions sur le ventre et sur la poitrine. Hémorrhagie abondante. État général grave.

Anesthésie par l'éther. Amputation de cuisse. Mort pendant l'opération.

L'attention de M. Desgranges fut rappelée sur cette observation par M. Boucaud dans la séance du 15 mai. Ce dernier, aujourd'hui médecin de l'Hôtel-Dieu, était alors interne, et interne de garde appelé à donner les premiers soins au malade en question ; or, ses souvenirs ne sont pas en parfaite concordance avec ceux de l'honorable chirurgien en chef de l'Hôtel-Dieu. Il ne se rappelle ni les contusions de la poitrine et du ventre, ni l'hémorrhagie, et affirme une amputation de jambe au lieu d'une amputation de cuisse.

En face de pareilles divergences, on pouvait se demander si c'était bien le même malade qu'on avait eu vue de part et d'autre ; mais cette question a été vidée par une courte discussion dans la séance du 22 mai , dans laquelle M. Desgranges et M. Boucaud tombèrent d'accord sur l'identité du malade, le premier déclarant qu'il pouvait bien y avoir eu amputation de la jambe au lieu de celle de la cuisse.

Un troisième témoin oculaire, M. Mayet, actuellement médecin de l'Hôtel-Dieu, alors externe et chargé de l'éthérisation, est venu à son tour fournir dans cette question de fait, l'appui important de ses souvenirs personnels. Pour lui, il ne se souvient ni de contusions thoraciques, ni d'hémorrhagie, mais il se rappelle que le malade était dans un état de prostration tel, qu'il était incapable de répondre aux questions qu'on lui adressait.

Quant à nous, chargés de reconstruire cette observation à l'aide des trois versions que nous venons de reproduire fidèlement, à quelles conclusions devions-nous arriver ? Ne pouvant pas douter de la sincérité de MM. Desgranges, Boucaud et Mayet, nous avons dû penser que le fait qu'ils racontent un peu différemment est tombé dans cette période de l'oubli d'où il est impossible de le dégager complètement. Avec une disposition à croire que le chirurgien responsable a dû se préoccuper, bien plus que l'interne de garde, de la gravité de l'état général, des contusions du tronc et de l'hémorrhagie, nous savons aussi combien, pendant les études, certains souvenirs restent vifs, et combien l'esprit, en dehors de l'espèce d'encombrement qu'apporte une grande expérience, peut garder un fait, d'autant plus présent, qu'il est isolé.

Ajoutons encore que la seule divergence importante entre MM. Desgranges et Boucaud, celle qui se rapporte à l'état général déplorable suivant le premier, passable suivant le second, est tranchée par cette assertion de M. Mayet écrite sous sa dictée : « Le malade était dans un tel état « de prostration qu'il était incapable de répondre aux

« questions qu'on lui adressait. » Ajoutons, détail important encore, fourni par M. Boucaud, que le malade avait
été surpris par son accident en pleine digestion.

Si donc, Messieurs, votre Commission osait avec réserve
trancher ce litige, elle modifierait ainsi la rédaction de
M. Desgranges.

Obs. III. — Homme d'une trentaine d'années, employé de
chemin de fer.

Écrasement du pied par une locomotive, le malade étant en
pleine digestion. Affaissement profond. Amputation d'urgence
au lieu d'élection.

Et si nous voulons compléter l'observation par des détails fournis par M. Boucaud, sans qu'ils aient soulevé
aucune contradiction, nous ajouterons :

Le malade fut endormi comme à l'ordinaire ; l'amputation fut
menée jusqu'à la ligature des vaisseaux ; mais lorsque le chirurgien, voulant se servir du jet artériel pour faciliter sa recherche, s'écria : « Lâchez la compression, » rien ne coula ; le
malade était mort.

Quand nous apprécierons la valeur de ce fait, nous
aurons à mettre certains points en lumière ; mais n'ayant
ici d'autre but que d'en établir l'exactitude historique,
d'après les souvenirs quelque peu divergents des témoins
oculaires, nous ne pouvons nous empêcher de vous faire
remarquer qu'à ce point de vue il ne cessera jamais de

planer quelques doutes ; et les pièces justificatives que nous avons fait passer sous vos yeux, les seules que nous puissions avoir jamais, seront incapables de les dissiper.

Le quatrième malade appartient à M. Berne, et par un hasard singulier, il a été aussi anesthésié par M. Mayet. C'est encore vers 1856 que l'accident a eu lieu. Voici textuellement la note qui nous a été fournie par l'opérateur :

Obs. IV. — Amputation de cuisse pour une lésion traumatique très-grave déterminée par une locomotive. Écrasement de tout le membre jusqu'au tiers inférieur de la cuisse.

Le malade avait perdu beaucoup de sang. A un premier examen, je ne crus pas convenable d'agir. Quelques heures plus tard une hémorrhagie nouvelle hâta l'intervention chirurgicale. A deux heures du matin, le malade affaissé et pâle fut endormi. L'opération ne présenta rien de particulier. Pas d'hémorrhagie pendant les manœuvres. En finissant l'opération, on s'aperçoit que le pouls faiblit. On cherche à exciter le malade. Le pouls faiblit peu à peu. Aucun signe de vie extérieure.

Pendant 30 ou 40 minutes, on sent le pouls, alors que la respiration naturelle avait cessé et que l'on pratiquait la respiration artificielle.

Le récit qui nous a été communiqué par M. Mayet n'ajoute rien d'important à ce qui vient d'être dit. Il signale au moins quatre hémorrhagies *excessivement abondantes* avant l'opération, et dit en outre que l'éthérisation se fit sans accident, le malade s'étant facilement endormi.

Ici pas d'obscurité, les souvenirs des deux témoins concordent de tous points, et nous pouvons considérer cette observation comme très-exacte et tout à fait à l'abri des erreurs de l'induction.

Le cinquième fait date de 1860. Il appartient à un médecin distingué qui exerce dans une petite ville des environs de Lyon ; il a surgi à propos de la discussion qui s'est soulevée au sein de la Société des sciences médicales. Voici en quels termes **M. Barbier**, de Saint-Symphorien-de-Lay, le raconte dans le numéro du 9 juin de la *Gazette médicale de Lyon* :

Obs. V. — Un homme dans la force de l'âge tombe du haut d'un peuplier qu'il élaguait ; il s'ensuivit une fracture de la jambe gauche au-dessus des malléoles, avec sortie des fragments supérieurs des deux os à travers la rupture du tendon d'Achille, en sorte que les os dénudés descendaient au-dessous du plan horizontal du pied. Je réduis la fracture par une simple traction sur le pied et pose un appareil provisoire, tout en déclarant l'urgence d'une amputation : — vive dénégation de la part du blessé et de son entourage. — Le lendemain le pied est pâle et froid : — nouveau refus. — Le surlendemain le pied est gelé et bleuâtre : — le blessé consent enfin, mais un peu tard, à l'opération.

Je convoque mes aides. . . . .

Arrive le moment de lier les artères : — lâchez un peu, dis-je à mon aide Tourniquet. — Point de sang... — Lâchez tout. — Rien... Je lève les yeux... le patient était mort.

Je n'ai pas fait l'autopsie.

J'avais obtenu l'anesthésie, comme je l'ai toujours fait, au moyen de l'éther versé d'abord sur l'éponge, puis par l'œillet du masque, *sans mesurer*, mais peu à peu et par intervalle jusqu'à effet.

Quelle a été la cause de la mort ?... Est-ce l'éther ?... Je n'en ai pas eu l'idée sur le moment, *ne le croyant pas possible*, vu l'absence de précédents à moi connus.

P. S. La communication de M. Icard me contrarie un peu, mais ne change en rien mes idées sur l'innocuité de l'éther.

Dans le cas que je rapporte, il est évident pour moi que la mort est due au désespoir du blessé, à sa grande faiblesse, aux conditions d'une opération trop tardive, en un mot, au *traumatisme*.

Nous ne nous sommes pas contentés de ce texte ; nous avons écrit à M. Barbier, qui, avec beaucoup d'empressement, a répondu aux questions que nous lui avons posées.

« 1° L'opération a été pratiquée le 26 mai 1860, sur Claude Frobert, âgé de 30 ans.

« 2° L'état général était très-affaibli ; j'ai fait l'opération à peu près *in extremis*.

« 3° Je crois me rappeler qu'il y eut beaucoup de sang perdu sur le lieu de l'accident et au moment même. Pas trop plus que d'habitude durant l'opération. »

Suit une note de M. Péronnet, pharmacien de l'Ecole de Paris, qui explique que l'éther mis en usage était à 62° et avait

2

été soigneusement purifié ; du reste, employé sur d'autres malades avant et après le cas de Frobert, il n'avait causé aucun accident.

La sixième observation appartient à M. le D* Chassagny, praticien distingué de notre ville ; il nous a fourni avec une extrême obligeance la relation détaillée de ce qui s'est passé dans cette circonstance, et il l'a fait suivre de réflexions que nous renverrons à la seconde partie de notre rapport, pour ne pas ôter à celle-ci son caractère purement historique.

Obs. VI. — Mme S..., âgée d'environ 40 ans, d'une belle et forte constitution, d'un tempérament primitivement sanguin lymphatique, mais présentant au moment où je fus appelé à lui donner des soins tous les caractères du tempérament nerveux acquis. Cette dame, d'un caractère éminemment doux, aimant et sympathique, est atteinte de nervosisme; véritable Protée, son état pathologique réfléchit toutes les nuances de la névropathie. Mais ce qui domine surtout au milieu de toutes ces manifestations hystéropathiques, ce sont des vertiges épileptiformes qui se manifestent assez fréquemment, durant à peine quelques secondes, laissant à la malade un sentiment de prostration, de lassitude et un peu d'amnésie, qui se dissipe assez rapidement; le tout s'accompagne d'un profond découragement.

Tous ces accidents me parurent être sous la dépendance d'une hyperesthésie de la vulve, du vagin et de tout l'appareil génito-urinaire, état qui lui-même me semblait reconnaître pour cause l'existence d'un polype de l'urèthre. Cette tumeur, du volume d'un petit haricot, était profondément implantée dans le canal; elle était excessivement douloureuse, saignait au moindre contact, faisait saillie au dehors pendant les efforts de la miction, et apparaissait lorsque l'on écartait les lèvres du méat. Il existait dans tout l'appareil sexuel un état d'orgasme pathologique, un développement anormal de l'instinct génésique, avec impossibilité presque absolue d'y donner satisfaction : chaque coït, excessivement douloureux, avait une action plus funeste encore que l'abstention et donnait un nouvel élan à tous les accidents névropathiques.

Cette étiologie admise, et après l'impuissance constatée des antispasmodiques et des calmants locaux et généraux, en prenant pour règle de conduite le précepte *sublata causa tollitur effectus*, je proposai à Mme S... l'ablation de la tumeur. Cette opération fut acceptée avec empressement par la malade, qui en comprenait d'autant mieux l'importance et le but, que l'*aura* lui paraissait nettement partir de cette région.

Comme on pensait avec raison que l'opération serait difficile et excessivement douloureuse, il fut décidé que Mme S... serait soumise à l'éthérisation, et que l'on profiterait du sommeil anesthésique pour enlever en même temps trois kystes du cuir chevelu.

Assisté du docteur Bourland, je pratiquai l'éthérisation à la manière ordinaire avec le sac de M. Munaret. La malade, attentivement surveillée, ne présenta rien d'extraordinaire du côté de la respiration et de la circulation, seulement son corps se couvrit d'une sueur froide abondante, qui nous empêcha de pousser très-loin l'insensibilité, laquelle fut pourtant assez rapidement obtenue sans période d'excitation; elle fut assez complète pour permettre d'exécuter les quatre opérations sans que la malade ait perçu la moindre douleur.

Le réveil fut normal ; il était complet. Mme S... était tout à
fait rentrée en possession d'elle-même ; elle se faisait raconter
les phases de l'opération, témoignait sa joie d'être délivrée et
nous remerciait avec effusion, lorsque, sans aucun prodrome,
elle fut prise, de la manière la plus inattendue, d'une véritable
crise d'éclampsie, caractérisée par des mouvements convulsifs,
puis de la stupeur, de la pâleur de la face, de la faiblesse et de
l'irrégularité du pouls. Cet accès dura environ une demi-mi-
nute et fut suivi d'un retour complet à l'état normal. Mais ce
calme dura à peine une minute : un nouvel accès se produisit
plus intense que le premier, avec une rémittence moins complète et moins longue : il fut bientôt suivi d'un troisième et
d'un quatrième, auquel succéda presque sans transition le coma
et la mort. Le tout avait duré à peine cinq minutes. Le malheur
était consommé avant même que nous eussions rien pu tenter
pour le conjurer.

Enfin , la septième observation appartient à M. Laroyenne, chirurgien en chef désigné de la Charité ; c'est
elle qui a donné lieu à tout ce débat et à cette enquête.
Elle a paru dans la *Gazette médicale de Lyon*, puis dans
la *Gazette hebdomadaire*. La voici telle que son auteur l'a
rédigée lui-même pour être publiée dans ce rapport.

OBS. VII. — Ostéo-arthrite de nature tuberculeuse des deux
articulations coxo-fémorales. — Tubercules de la colonne ver-
tébrale. — Mort à la suite d'inhalations d'éther. (M. Laroyenne,
chirurgien en chef désigné de la Charité.)

La nommée Randet, journalière, âgée de 48 ans , née à

Montgriffon (Ain), entre à l'Hôtel-Dieu le 28 avril 1867, salle Saint-Paul, n° 46.

C'est une femme à constitution chétive et débilitée, qui souffre depuis un an environ de la hanche et du genou gauche, et qui depuis six mois se tient au lit dans la position suivante : les deux jambes sont fléchies sur les cuisses ; la jambe gauche est portée dans l'adduction et la flexion. la droite dans l'abduction et la flexion. De plus, le membre inférieur gauche est le siége d'un œdème très-prononcé, et les parties génitales sont excoriées. L'exploration exacte étant trop douloureuse, on anesthésie la malade à l'aide de l'éther le 1er mai, à neuf heures du matin. L'auscultation du cœur n'avait fourni aucune contre-indication ; d'autre part la malade ne se plaignait ni de toux ni d'oppression.

L'éthérisation, confiée à un aide, s'effectue sans provoquer ni suffocation ni résistance. La résolution complète est assez rapidement obtenue avec l'emploi d'environ 40 gr. d'éther, administré en deux fois, à trois ou quatre minutes d'intervalle.

L'examen attentif de la hanche ne permet de saisir ni déplacement sensible, ni fluctuation, ni tuméfaction profonde. La contraction des muscles s'oppose seule au redressement qui s'effectue sans grand effort, sans section tendineuse ou musculaire. On ne le complète même pas tout à fait, vu la tendance du tibia à se luxer en arrière, et l'on place la malade dans une gouttière de Bonnet. Il s'est à peu près écoulé dix minutes depuis le commencement de l'éthérisation. A ce moment l'éther étant enlevé depuis deux ou trois minutes, la respiration s'embarrasse, la face devient pâle, le pouls faible, irrégulier, puis disparaît. La malade tombe dans une syncope dont elle revient assez facilement à l'aide de la position déclive que l'on donne à la tête et de quelques excitations. (Percussion, eau froide.)

L'opérée est remise en position dans la gouttière et sur le brancard. Le pouls est devenu plein, régulier, la respiration se fait bien, la face est colorée, la sensibilité est rétablie, la moindre excitation sur la face provoque une vive contraction des muscles de la région. La malade est emportée à son lit par des infirmiers.

A peine y est-elle arrivée que la pâleur, l'état de résolution presque complète où elle se trouve frappent l'attention des surveillantes. La respiration s'effectuait mal, le pouls battait encore. On essaye d'instiller quelques gouttes d'une liqueur alcoolique entre les dents serrées de la malade ; on ne réussit pas à un premier essai, mais on y parvient une seconde fois, malheureusement.

Alors arrivent des soins plus intelligents ; la face est très-pâle, quelques battements du cœur irréguliers, un ou deux efforts d'inspiration sont encore constatés, puis plus rien, malgré tous les modes d'excitation employés. On pratique la respiration artificielle, l'insufflation bouche à bouche d'abord, puis avec une sonde engagée dans la trachée, la galvanisation du diaphragme, des intercostaux, enfin du cœur, à l'aide de longues aiguilles à acupuncture. On ne parvient à rétablir ni les fonctions respiratoires ni les fonctions cardiaques.

Pendant ce temps une autre malade était soumise à l'éthérisation dans les mêmes conditions, avec le même liquide que la précédente, et se réveillait sans rien présenter d'anormal.

L'analyse de l'éther employé, que M. le professeur Glénard a eu l'obligeance de faire, a démontré que l'éther marquait 62°, qu'il ne contenait aucune substance étrangère, si ce n'est 3 % d'eau environ.

Autopsie 48 heures après la mort. — Les téguments ont conservé leur extrême pâleur.

Organes de la respiration. — On trouve dans le larynx (ventricule de la glotte et portion sous-glottique) quelques mucosités assez adhérentes. La muqueuse trachéale présente une légère injection sanguine. Adhérences pleurétiques membraneuses des deux côtés, très-faibles et très-rares du côté du diaphragme. A gauche, la plèvre, tant pariétale que viscérale, est parsemée dans la moitié inférieure de granulations tuberculeuses. Les divisions des bronches n'offrent rien d'anormal. Le poumon est complètement sain, si ce n'est à gauche dans le tiers inférieur où il présente un peu de congestion. On retrouve dans les bronches l'odeur de la liqueur alcoolique ingérée pendant l'agonie, et tout le poumon dégage une odeur éthérée facile à percevoir.

Organes de la circulation. — Un peu de sérosité dans le péricarde. Le tissu cellulo-adipeux des sillons du cœur a pris un développement assez considérable. Le volume de l'organe est normal, les ventricules sont vides, les oreillettes, surtout la gauche, sont pleines. Pas de caillot, pas de lésion des orifices. Les artères sont complètement vides. Les veines, sauf les gros troncs, et surtout ceux des veines pulmonaires, sont loin d'être remplies par le sang.

Centre cérébro-spinal. — Membranes d'enveloppe saines, s ce n'est au niveau de la protubérance, où l'on trouve dans la pie-mère une petite tumeur de consistance gélatineuse et de la grosseur d'une lentille.

Cerveau, cervelet et moelle allongée parfaitement sains à l'œil nu. Un peu de liquide dans les ventricules ; une odeur faible, mais très-nette d'éther peut être perçue à l'ouverture des ventricules. La moelle paraît légèrement comprimée, au niveau de la 7ᵉ dorsale, par une masse tuberculeuse développée dans le corps de cette vertèbre et celui de la 8ᵉ, et qui n'occasionnait qu'une saillie très-peu accusée de l'apophyse épineuse de la 7° dorsale.

Organes de la locomotion. — Du côté des membres inférieurs, rupture des adducteurs à gauche, des abducteurs à droite ; épanchement sanguin assez considérable contenu dans la gaîne de ces muscles, qui, elle, n'est pas déchirée.

La capsule de l'articulation coxo-fémorale gauche, distendue, mais complète, renferme un détritus formé par des masses caséeuses mélangées avec des fragments osseux très-petits. Le col du fémur est complètement détruit et la tête entièrement détachée.

A droite, l'articulation est pleine de sang ; une fracture récente du col du fémur existe juste au-dessous de la tête fémorale.

Quant aux réflexions que peut inspirer cette observation, je me borne aux suivantes :

1° Toute intervention active aurait été regardée comme formellement contre-indiquée si l'on avait pu reconnaître sur le vivant les lésions que l'autopsie a révélées ; mais il était impossible de les soupçonner.

2° La cause réelle efficiente de la syncope paraît être l'éther, dont l'action s'est exercée sur un organisme cachectique, et qui avait perdu une certaine quantité de sang par suite des ruptures musculaires.

3° La syncope n'est devenue mortelle que par défaut de soins immédiats.

En conséquence, l'éther a amené la syncope, l'absence de secours a amené la mort.

Nous pourrions nous arrêter ici, puisque nous avons rempli notre promesse, et mis sous vos yeux tous les faits de mort subite pendant l'éthérisation qui sont arrivés à notre connaissance ; cependant, par un scrupule que vous comprendrez, nous ne voulons pas terminer cette première partie, sans y joindre les cas de mort plus ou moins éloignée que l'on a cru devoir citer comme pouvant se rattacher à l'emploi de l'anesthésique.

Ces observations sont publiées, il est vrai, dans le procès-verbal de la discussion du 22 mai, mais comme il y a une certaine utilité à ce qu'ils soient reproduits ici, je cite textuellement M. Delore qui en a fait mention.

« 1° Le malade dont il a été question bien souvent « était un enfant de 14 à 15 ans, d'une constitution dé-« bile. Il portait une tumeur blanche du genou, que je ju-« geai convenable de traiter par le fer rouge. La mort ar-« riva quatre heures après l'opération, et à l'autopsie on « trouva un caillot cardiaque. Dans ce fait il me paraît « impossible d'établir la part de l'état général et celle de « l'éthérisation. Il ne peut donc être envisagé comme « probant.

« 2° Dans une seconde circonstance, j'eus à déplorer « une mort dans le cours de l'acte opératoire. Il s'agis-« sait d'une tumeur du cou. Après anesthésie préalable, « j'incisai les téguments, et à peine l'instrument tran-« chant avait-il pénétré, qu'un sifflement particulier se fit « entendre. La mort survint en une minute environ. Ici, « bien évidemment, l'éther n'avait joué aucun rôle : c'était

« la pénétration de l'air dans les veines qu'il fallait
« accuser.

« 3º Une autre fois, j'avais à enlever sur un enfant de
« quatre ans un ostéosarcome pariéto-frontal d'un vo-
« lume considérable. L'opération fut troublée par une
« hémorrhagie des plus inquiétantes, qui m'obligea à
« appliquer une lame de *canquoin*, soutenue par un appa-
« reil compresseur. La mort advint quelques minutes
« après l'opération : ne doit-elle pas logiquement être at-
« tribuée à l'hémorrhagie ? »

Si l'on joint à ces trois observations de M. Delore, celle
du malade que j'ai cité et qui mourut deux ou trois jours
après avoir subi l'ablation d'une tumeur pré-sternale,
avec tous les symptômes d'une apoplexie, survenue pendant les manœuvres opératoires, on aura le bilan de ces
faits de mort tardive, qui, on peut le reconnaître sans
grande discussion, ne chargeront jamais beaucoup l'éther.

Tels sont, Messieurs, les faits authentiques que votre
Commission a pu recueillir. La plupart, comme vous le
voyez, sont précis et assez détaillés pour que l'on puisse
en faire fructueusement la critique.

Ici s'arrête la partie vraiment essentielle de notre tâche,
et nos adversaires en matière d'anesthésie en sauront autant que nous sur nos revers. Cependant, il reste avant
de terminer ce sujet un mot à dire. Un de nos collègues a
déclaré connaître une observation de mort par l'éther, qui
d'après lui ne ferait double emploi avec aucun autre ; mais,
par une réserve que nous respectons sans la comprendre, il

a refusé absolument de fournir sur ce point aucune explication. Soyez vous-mêmes juges, messieurs, de l'opportunité de mettre à la charge de notre anesthésique ce méfait mystérieux. Peut-être notre collègue , convaincu à cette heure qu'une enquête comme celle que nous poursuivons peut s'allier avec les égards les plus confraternels, voudra-t-il nous fournir des détails sur un fait qu'il a d'ailleurs mis en avant sans y être le moins du monde provoqué. En rompant le silence, il nous permettrait d'être complets, et montrerait qu'à Lyon, si l'on est empressé de recueillir les cas de mort par le chloroforme, on ne jette pas un voile complaisant sur les accidents de l'éther (1).

DEUXIÈME PARTIE.

Bien que la partie historique de ce travail nous ait présenté quelques difficultés, nous ne nous dissimulons pas que nous allons en rencontrer bien davantage lorsque nous voudrons apprécier la part qu'a prise l'éther dans chacun des cas de mort que nous venons de raconter. C'est cependant une recherche que nous devons nous imposer, sous peine d'être souverainement injustes en chargeant indistinctement notre anesthésique de sept méfaits qui ne lui incombent pas tous, au moins au même degré.

(1) Nous ne savons rien de plus sur l'observation à laquelle il est fait allusion ici.

Si nous savions d'une manière précise comment agit l'éther et quelles influences il exerce sur les systèmes nerveux, pulmonaire, vasculaire, etc., nous pourrions rapprocher les détails recueillis dans les cas malheureux de ceux recueillis dans les expériences et juger avec connaissance de cause. Malheureusement, la variabilité des phénomènes les a fait échapper jusqu'ici à tout essai de systématisation, et nous devons marcher avec réserve dans cette voie.

Ce n'est pas que l'éthérisation ne compte quelques dogmes à notre avis inébranlables, et sur lesquels nous comptons nous appuyer dès à présent. L'un de ceux-là, c'est que l'agent anesthésique n'agit qu'à la condition d'être introduit dans le sang et mis en contact avec les parties qu'il doit influencer.

Tout le monde ne croit pas cela, et bon nombre de médecins sont disposés à penser que l'éther, comme du reste tous les autres agents anesthésiques, n'agit qu'en troublant l'hématose, en entravant la fonction pulmonaire , et ils font de la perte de la sensibilité la conséquence d'une asphyxie régulière.

Mais un fait bien simple renverse de fond en comble cette théorie : c'est la possibilité d'anesthésier en injectant les liquides convenables dans l'estomac ou le rectum ; possibilité mise hors de doute par Marc Dupuy, Dessert , de Metz, Simonin, de Nancy, Rouisson, et surtout par Pirogoff, qui voulut faire de cette pratique une méthode générale d'anesthésie.

A part cette unique contradiction, le principe exposé

plus haut est admis par tout le monde, et en en poursuivant l'exposition, nous en fournirons encore les preuves.

C'est par la muqueuse pulmonaire que l'éther pénètre dans le sang ; nous savons dans quelles conditions et au prix de quelles sensations tantôt pénibles, tantôt presque nulles pour le patient. Peu à peu le sang se charge du principe qui lui est confié et va le mettre en contact avec tous les systèmes organiques et particulièrement avec le système nerveux, sur lequel il produit les effets si bien étudiés par MM. Serre, Flourens et Longet.

Mais avant que cette saturation soit complète, l'exhalation se produit, et le sujet commence dans l'expiration à expulser cet agent étranger, de là un balancement entre l'inhalation et l'exhalation qui apporte le principal élément de mobilité dans les phénomènes.

Nous n'avançons rien qui ne soit exactement prouvé : par l'odeur de l'expiration des sujets anesthésiés , par le déplacement réciproque de l'éther et de l'acide carbonique du sang, si bien mis en lumière par les expériences de Wille et Blandin, complétées par celles de Bouisson , et enfin par la marche même de l'éthérisation qui avance et recule, si l'on peut ainsi parler, à mesure que l'on donne à l'inhalation ou que l'on laisse à l'exhalation une prépondérance marquée.

Comme nous ne parlons ici que de l'éther, nous ferons remarquer que sa volatilité le rend on ne peut plus propre à cette espèce de jeu de va-et-vient, et nous avons cru voir, en étudiant les résultats obtenus avec les diverses substances anesthésiques, que le réveil était d'autant plus prompt que la volatilité du liquide employé était plus grande.

Dans tous les cas, c'est à l'équilibre que l'on peut maintenir entre les deux temps de la respiration qu'est due cette possibilité d'entretenir l'anesthésie pendant des périodes extrêmement longues, possibilité qui, nous nous hâtons de le dire, s'applique aussi au chloroforme.

Ainsi, pénétration de l'éther dans le sang, balancement entre l'exhalation et l'inhalation, tel est le premier principe que nous sommes fondés à croire exact, et sur lequel nous nous appuyerons désormais.

Nous avons mentionné les belles expériences de Serre, Flourens et Longet, et nous pensons que rien ne peut leur ôter leur très-intéressante et très-nette signification, à savoir : que les divers départements du système nerveux ne se laissent que successivement influencer par le sang chargé d'éther, et que le dernier de tous, la moelle allongée, subit cette influence.

Et tant que la moelle allongée n'est pas intéressée, la vie peut continuer : la sensibilité peut être éteinte, les mouvements anéantis, l'intelligence endormie ; mais le cœur bat, la vie végétative s'exécute et l'organisme n'attend que d'être débarrassé de l'agent qui l'opprime, pour rentrer dans la plénitude de son fonctionnement. Mais si le bulbe est enfin envahi, et la chose arrive lorsque la sursaturation du sang par l'éther se produit, la mort frappe, et l'agent de l'anesthésie est devenu un agent de mort. C'est ainsi que succombent à la syncope et à l'abolition des fonctions respiratoires les animaux chez lesquels on a poussé au plus loin l'éthérisation ; voilà comment l'éther, qui peut séjourner dans le sang pendant si long-temps, pourvu qu'il n'y soit pas en assez grande quantité, pour influencer le bulbe, peut devenir à la fin un véritable agent toxique.

Vous le voyez, Messieurs, nous croyons fermement que l'éther peut tuer, en tant qu'éther, et nous sommes prêts à faire peser sur lui toutes les responsabilités qu'il mérite, bien loin de vouloir le justifier d'avance en nous appuyant sur une prétendue innocuité.

Il est néanmoins un point qu'il faut dégager avant de terminer ce que nous avons à vous dire sur cette matière : c'est le rôle que peut jouer l'éther comme agent perturbateur de l'hématose.

Nous avons déjà cité les expériences de Wille et de Blandin, qui ont démontré ce fait curieux, que l'éther en pénétrant dans le sang en chassait des proportions nota-bles d'acide carbonique, proportions d'autant plus consi-dérables qu'il y avait plus d'éther dans l'air inhalé ; mais le fait n'a lieu que pendant les cinq premières minutes, et Bouisson qui a complété l'expérience, a vu qu'au bout de douze à quatorze minutes il ne s'exhalait plus d'acide carbonique, ce que le savant professeur explique en disant qu'il ne s'en formait plus à cause des troubles profonds de l'hématose : nous ne savons guère ce qu'on pourrait ob-jecter à cette manière de voir.

Donc, l'éther est un agent perturbateur de l'hématose et peut donner lieu à des accidents d'asphyxie, qui tien-nent bien plus à ses propriétés d'agent volatil soluble dans le sang, qu'à ses qualités comme corps spécial.

Enfin, l'éther peut impressionner plus ou moins spécialement les muqueuses buccale et pulmonaire de certains individus, provoquer des réactions nerveuses diverses, et par conséquent développer certains phénomènes idiosyncrasiques qui, sans être graves, peuvent avoir leur importance dans quelques cas, ne fût-ce qu'à titre de secousse.

En résumé, d'après les données les plus positives de la science, l'éther agit :

1° Comme agent toxique, en arrêtant successivement les fonctions de tous les départements nerveux, y compris celles du bulbe en dernier lieu ;

2° Comme agent perturbateur de l'hématose ;

3° Comme agent irritant local et pénible à certains organismes.

Et ce qui est non moins certain, c'est qu'il agit sur le système nerveux par l'intermédiaire du sang, dans lequel il s'accumule ou se raréfie, suivant le jeu de l'inhalation ou de l'exhalation.

Avec ces données, abordons l'examen critique de nos observations.

A ce nouveau point de vue, nous les groupons en trois catégories :

1° Les faits de MM. Desgranges, Berne et Barbier ;

2° Les faits de MM. Barrier et Laroyenne ;

3° Les faits de l'Antiquaille et de M. Chassagny.

Première catégorie.

Le malade de **M.** Desgranges était dans un état général fort grave.

Celui de **M.** Berne est opéré après sa quatrième hémorrhagie et un épouvantable accident.

Celui de **M.** Barbier est *in extremis.*

En définitive, ces trois sujets se trouvent dans cet état où le système nerveux est profondément ébranlé, alterré ; où la syncope, c'est-à-dire l'abolition des fonctions du bulbe, est imminente et où le moindre ébranlement peut devenir un signal de mort. Or, quel ébranlement va-t-on leur imposer ? celui d'une amputation de la cuisse, ou de la jambe ! Ne suffira-t-il pas à lui tout seul pour amener la mort, et, comme le faisait justement observer M. Desgranges, quel chirurgien commençant sans l'anesthésie de semblables opérations, peut être sûr de ne pas les achever sur un cadavre ?

En pareil **cas** il faut choisir, entre ébranler par la douleur si l'on n'éthérise pas, ou par l'anesthésie, si l'on se décide à l'employer ; et que conclure si un malheur semble condamner la conduite qu'on a tenue ?

C'est à la syncope qu'ont succombé les malades de **MM.** Desgranges et Barbier, au moins si on en juge par le premier signe qui a averti ces chirurgiens de la mort de leurs patients, l'arrêt du sang. Or, si ce que nous avons dit est vrai, la syncope ne peut être qu'un effet de la saturation exagérée du sang, peu probable chez des moribonds que l'on a dû ménager, et il est plus sûr de croire que le terrible accident nerveux a pris sa source ailleurs, c'est-à-dire dans le choc opératoire, car tous les deux, vous le remarquerez, avaient été conduits jusqu'à la ligature des vaisseaux.

Maintenant, que l'éther ait joué son rôle, en empêchant les incitations curatives d'agir utilement, qu'il ait amorti l'effet des influences extérieures et qu'il ait ainsi aidé l'œuvre de la syncope, nous ne saurions le nier, tout en rappelant qu'au milieu d'opérations graves et d'anesthésies éthériques bien profondes, nous avons pu ramener à la vie plusieurs malades qui, s'ils eussent succombé, auraient fait des victimes de plus à la charge de celles-ci.

Le malade de M. Berne, lui, n'a pas péri par syncope ; son pouls a battu près de demi-heure avec l'aide des respirations artificielles. Ne faut-il pas voir là, messieurs, un épuisement nerveux et sanguin, amenant une incapacité musculaire telle, que même la fonction respiratoire ne peut plus s'accomplir ?

En résumé, les malades de cette catégorie n'ont pas paru à votre Commission devoir être mis à la charge de l'éther, sinon que d'une manière très-dubitative, et elle pense qu'avec ces trois observations, on n'en fera jamais un agent dangereux.

Deuxième catégorie.

Les malades de MM. Barrier et de Laroyenne se rapprochent des précédents, en ce qu'elles étaient extrêmement faibles, anémiques ; mais elles en diffèrent, en ce qu'elles étaient graduellement arrivées à cet état.

C'est encore la syncope qui les a emportées toutes les deux : l'éther doit-il en porter toute la responsabilité ?

La malade de M. Barrrier, on l'a fait observer, a été opé- rée assise, et c'est là, surtout chez une personne affaiblie, une condition très-défavorable, car il est constant que sur de pareils malades non éthérisés, la plus petite agression chirurgicale amène la défaillance ; et si on voulait objec- ter que l'anesthésie, en supprimant l'appréhension et la souffrance, devrait écarter la syncope, nous ferions remar- quer que presque toujours cet accident se produit dans les opérations sur la face, pendant lesquelles le malade est éthérisé, mais doit rester assis.

Ici encore l'éther nous paraît agir moins comme provo- cateur de la syncope, que parce qu'il met l'organisme dans un état qui lui rend la résistance plus difficile.

En ce qui concerne l'observation de M. Laroyenne, nous serons très-sobres d'appréciations, ce chirurgien ayant jugé lui-même le fait survenu entre ses mains ; cepen- dant nous ne pouvons dissimuler que l'accusation dont il frappe l'éther dans la proposition 2, est un peu trop abso- lue. « La cause réelle, efficiente de la syncope, dit M. La- « royenne, parait être l'éther, dont l'action s'est exercée « sur un organisme cachectique et qui avait perdu une « certaine quantité de sang. »

Si l'accident fût survenu brusquement, nous pourrions partager cette idée, mais si ce que nous avons dit de la syncope éthérique est vrai, celle-ci devrait être le résultat d'une accumulation d'éther dans le sang, et par conséquent se montrer pendant que l'inhalation s'exécute, et non pas trois ou quatre minutes après qu'elle a cessé.

Et puis il y a une autre cause de syncope que l'éther, c'est l'hémorrhagie qui se fait dans l'espace anfractueux laissé béant par les déchirures musculaires de la hanche.

Suivons bien ce qui s'est passé : Une fois le membre redressé, l'éthérisation est arrêtée et l'on place la patiente dans une grande gouttière de Bonnet , c'est-à-dire qu'on maintient la cuisse dans la nouvelle position, gardant ainsi forcément béante la déchirure qui a été faite , et qui devient ainsi à la fois un appel et un réceptacle pour le liquide sanguin. La syncope survient ; on tire la malade de la gouttière pour lui donner des soins : l'observation en fait foi ; alors le membre reprend sa position , l'anfarctus se ferme et le danger disparaît.

Nouveau replacement dans la gouttière , nouvelle béance de la cavité, probablement nouvelle hémorrhagie , et encore une syncope, cette fois mortelle, faute de soins.

Je ne sais si je me fais illusion, mais il me semble que l'on peut tout aussi bien invoquer cette filiation des phénomènes, que cette syncope éthérique tardive, après que la malade a semblé si bien se rétablir de son éthérisation et s'est en réalité débarrassée d'une certaine quantité de l'anesthésique accumulé dans son sang.

Mais ce que nous ne nierons pas, c'est que l'éther a dû compliquer l'état syncopal et concourir à le rendre plus grave.

Pour ces deux faits donc, nous croyons que l'éther a joué un rôle, mais un rôle secondaire, et nous nous associons pleinement aux idées de M. Maurice Perrin , à propos des syncopes qui ont leur source ailleurs que dans l'anesthésie, mais qui peuvent être terriblement aggravées par elle. Nous comprenons très-bien que les gens qui ont du penchant à condamner l'éther, le chargent de ces deux morts, mais nous les supplions de considérer que les syncopes mortelles des deux malades ont deux ordres de causes, et qu'entre elles on peut, on doit laisser une place au doute.

Troisième catégorie.

La troisième catégorie d'observations, celle de l'Antiquaille et celle de M. Chassagny, nous semblent devoir se défendre plus difficilement de l'influence désastreuse de l'éther. Ici les opérations sont légères, et des syncopes mortelles en pareil cas sont extrêmement rares ; et cependant les deux sujets frappés ne sont point encore dans cet état physiologique qui rendrait plus coupable l'agent incriminé ; l'une des patientes est enceinte et a mangé , l'autre est névropathique et atteinte de crises épileptiformes ; et M. Baillarger a signalé tous les dangers de l'anesthésie chez des malades que l'on peut rapprocher de celle-ci, chez les épileptiques.

Quoi qu'il en soit, nous convenons que le fait de l'Antiquaille est un type d'anesthésie poussée jusqu'à l'envahissement du bulbe, peut-être avec complication de troubles de l'hématose. Aussi, voyez la différence dans la marche des phénomènes : c'est avec le sac à éthérisation sur le visage, c'est lentement, doucement, que la respiration et le pouls s'éteignent ; ici rien de foudroyant ou de désordonné, et la vie s'arrête comme les expérimentateurs disent qu'elle le fait chez les animaux que l'on a soumis à une éthérisation poussée à l'extrême.

Nous n'insisterons pas sur ce qu'a de spécial le fait de M. Chassagny, et sans engager notre opinion, nous laissons la parole à cet honorable confrère, qui apprécie en ces termes sa propre observation.

« Il est dans cette observation deux points qui me pa-
« raissent incontestables :

« 1º Les accidents auxquels a succombé Mme S.... ne
« ressemblent en rien à ceux que produisent les agents
« anesthésiques ; ils y ressemblent si peu, que si ces ac-
« cidents s'étaient produits dans toute autre circonstance,
« c'est par l'éther ou le chloroforme qu'il eût été rationnel
« de les combattre.

« 2º Ces accidents, à la gravité près, sont tout à fait
« semblables à ceux que Mme S... éprouvait, dans son état
« de santé habituel.

« Cependant la mort étant survenue après l'éthérisation,
« on peut se demander si on serait, dans ce cas, autorisé à
« invoquer l'argument, *post hoc, ergo propter hoc* et à dire
« que si l'éther n'a pas été la cause unique, il a été, en
« raison de prédispositions spéciales, la cause occasion-
« nelle, ce qui conduirait à considérer l'état pathologique

« de Mme S... comme une contre-indication des anesthési-
« ques.

« On peut, je pense, admettre une autre explication : La
« mort n'a pas été précédée seulement de l'éthérisation,
« elle l'a été d'une manière plus immédiate encore de
« l'opération elle-même, et si l'on considère comme exacte
« l'étiologie que j'ai invoquée pour expliquer les désordres
« nerveux de Mme S..., ne pourrait-on pas dire que l'agent
« anesthésique a empêché le cerveau de percevoir la dou-
« leur, mais qu'il n'a pas interrompu cette communica-
« tion pathologique en vertu de laquelle cet organe tra-
« duisait l'état local de l'appareil génito-urinaire par ces
« phénomènes nerveux auxquels je voulais opposer l'opé-
« ration ? Et dans ces cas, en quoi répugnerait-il d'admet-
« tre que si la miction, la marche, le coït, retentissaient
« dans les centres nerveux de manière à déterminer le
« vertige épileptiforme, l'opération a bien pu, malgré l'in-
« conscience de la malade, avoir un retentissement analo-
« gue, mais plus intense, et déterminer des accidents ana-
« logues aussi, mais en rapport avec cette intensité ?

« Qui oserait affirmer que la mort fût arrivée, si l'on se
« fût borné à éthériser Mme S.... ? qui oserait affirmer
« qu'elle n'eût pas également succombé à une opération,
« faite sans le concours des agents anesthésiques ? Les cas
« de mort à la suite d'opérations, même légères, ne sont
« pas très-rares dans la science. Nous l'avons vue, il n'y a
« pas très-longtemps, dans notre ville, arriver après
« l'avulsion d'une dent. L'éther n'eût-il pas été accusé
« dans ce cas, si la malade eût été soumise à son action !

Ces arguments ont une grande valeur et résument ce qu'on peut dire après tous les cas malheureux de cette nature ; ils prouvent au moins que dans les circonstances même les plus défavorables, l'éther peut être défendu.

On nous accusera peut-être de partialité pour lui; nous accepterons volontiers ce reproche, car l'analyse détaillée que nous venons de faire n'a pas ébranlé nos convictions sur sa bénignité relative, et l'eût-elle fait, nous y serions vite ramenés par la comparaison.

Toutefois, avant d'établir un parallèle avec le chloroforme, hâtons-nous de le dire, l'éther peut tuer ; il peut tuer par une action toxique sur le système nerveux, et en troublant profondément l'hématose; il peut tuer, par les progrès réguliers de l'anesthésie, les animaux sains, et bien mieux encore ceux dont l'état pathologique va en quelque sorte au-devant des effets qu'il produit; pour ceux-là même, nous ne craignons pas de le proclamer, il devient un agent dangereux qu'il faut attentivement surveiller.

Parallèle entre les accidents qui font l'objet de ce rapport et ceux de même nature produits par le chloroforme.

Nous serions étonnés si, d'après ce qui précède, on n'était pas disposé à faire une grande différence, au point de vue de la culpabilité de l'éther, entre les sept cas que nous venons de discuter ; mais si quelqu'un avait encore du penchant à le condamner, nous allons lui montrer que, quelque coupable que l'on puisse le supposer, il ne l'est pas comme le chloroforme.

Dans le parallèle que nous allons établir entre les deux agents anesthésiques, il ne saurait entrer dans notre pensée d'opposer des chiffres à des chiffres. Pour rendre notre enquête plus certaine, nous l'avons faite toute locale, et nous nous sommes par là même interdit d'en tirer des conclusions générales ; mais nous avons assez d'éléments pour juger certaines questions importantes, ainsi qu'on va le voir.

Bien que nous ayons choisi les cas de mort foudroyante, nous devons reconnaître qu'il y a une différence importante entre le foudroiement produit par l'éther et celui qui est le résultat de l'inhalation chloroformique.

On peut en juger : 1° par la qualité des victimes ; 2° par la nature des accidents ; 3° par la rapidité avec laquelle ils se sont produits.

1° Notre nécrologe lyonnais peut se partager ainsi :

Trois moribonds ;

Deux extrêmes cachectiques ;

Une femme enceinte ayant mangé ;

Une femme hystéro-névropathique.

Ce qui fait en réalité deux malades seulement atteintes de lésions légères, mais dans des conditions générales d'une certaine importance.

Sur 77 cas de mort par le chloroforme, relatés avec détails par M. Maurice Perrin, nous trouvons :

7 extractions de dents ;

3 opérations d'onyxis ;

2 opérations de strabismes ;

1 opération de phymosis ;

1 staphylorrhaphie ;

3 amputations de doigts ou d'orteils ;

3 opérations d'hémorrhoïdes ;

2 opérations de kyste de la face ;

4 réductions de luxations.

Toutes opérations peu graves par elles-mêmes et nécessitées par des affections qui ne détériorent pas beaucoup les malades. A cette liste nous pourrions joindre quelques faits relatifs à d'autres maladies légères, mais nous préférons renvoyer aux observations publiées *in extenso* dans l'ouvrage très-intéressant auquel nous avons fait allusion.

2° La nature des accidents est, à notre avis, tout en faveur de l'éther. Bien que nous ayons fait choix des morts rapides, nous n'avons pas eu de ces syncopes foudroyantes, sans espoir comme sans appel, si ce n'est chez les malades si profondément atteints de M. Desgranges et de M. Barbier. Dans tous les autres cas, l'issue fatale a été précédée de manifestations spéciales et plus ou moins prolongées. Deux malades se sont réveillés et ont pu parler. Le cœur d'un autre a battu pendant 30 à 40 minutes. Un autre a succombé après 25 à 30 minutes d'inhalations, et nul ne sait ce qu'on eût pu faire si l'on se fût aperçu du danger cinq minutes plus tôt. Je sais bien que lorsque la mort a frappé, il semble peu important de savoir de quelle façon ; cependant, au point de vue scientifique, nul ne méconnaîtra l'utilité d'une pareille recherche.

Avec le chloroforme, les choses se passent plus brutalement. Dans 31 cas sur 77, la mort frappe le patient avant toute intervention chirurgicale, et il ne faut pas croire que ce soit à cause de la gravité des affections qui ont nécessité l'anesthésie, puisque c'est précisément parmi ces 31 faits que nous trouvons plusieurs extractions de dents, de kystes, etc., etc.

3° En ce qui concerne la rapidité des accidents, question très-connexe avec la précédente, la différence n'est pas moins marquée entre l'éther et le chloroforme.

Dans les observations qui font l'objet de ce rapport, nous voyons la mort arriver en quelque sorte lentement.

Trois fois les opérations sont très-avancées.

Une fois c'est au bout de 25 minutes.

Deux fois après réveil complet, et chez la malade de M. Laroyenne, c'est après quelques minutes de réveil.

Pour le chloroforme, voici un tableau éloquent :

Dans 7 cas la chloroformisation a duré 1 minute,

7 cas de 2 minutes ou de 2 à 3 minutes,

7 cas de 4 minutes ou de 4 à 5 minutes,

6 cas de 5 minutes ou de 5 à 6 minutes,

5 cas de 5 à 8 minutes,

1 cas de 14 minutes,

1 cas de 25 minutes,

1 cas de 40 minutes.

Enfin, ce qui ne s'est jamais vu pour l'éther, dans 6 cas la mort s'est produite en un instant, ou après quelques inspirations.

Mais nous tirerions de bien autres enseignements si

nous pouvions rapprocher les faits dans lesquels on a pu conjurer les accidents produits par l'éther de ceux produits par le chloroforme, vis-à-vis desquels on a eu le même bonheur.

Pour nous, qui pratiquons journellement l'éthérisation, nous pouvons dire combien fréquemment il nous arrive de rappeler à la vie des malades tombés en syncope pendant l'anesthésie. La lenteur que mettent les accidents à se produire, leur marche graduée, les signes prémonitoires que l'on peut toujours reconnaître avec un peu d'attention, permettent la plupart du temps de prévenir une funeste terminaison.

Nous aimerions entendre dire la même chose à ceux qui pratiquent la chloroformisation. Mais la remarquable brusquerie des accidents nous fait craindre que lorsqu'on les voit, il ne soit trop tard pour les conjurer. Dans tous les cas nous laissons à cette observation la valeur qui lui appartient, appelant de tous nos vœux un éclaircissement à cet égard.

Mais était-il besoin de tant de raisonnements pour vous faire admettre le danger plus grand du chloroforme comparé à celui de l'éther ? N'êtes-vous pas tous d'accord que le premier est infiniment plus puissant que le second ? Tous ceux qui chloroformisent en conviennent, et ce ne sont pas les sept morts que nous venons de citer qui les feront changer d'opinion. Alors par quelle étrange logique vient-on dire qu'en définitive l'éther tue aussi et que le choix entre les deux agents, au point de vue de leurs dangers, ne peut être basé sur aucun motif sérieux ?

. Eh bien, nous, tout en admettant que l'éther peut tuer, nous persistons à l'employer parce qu'il tue moins que le chloroforme, parce qu'il tue moins vite, parce que lorsqu'il frappe, c'est sur des victimes d'un prix physiologique plus médiocre.

Une seule chose pourrait nous faire renoncer à notre anesthésique préféré, ce serait de lui voir en pratique des inconvénients sérieux, qui lui feraient mal remplir sa mission ; or, nous savons tous ce qu'il en est, M. Pétrequin l'a trop bien dit dans son mémoire à l'Institut pour que je veuille le répéter ici.

Messieurs, il faut conclure, il faut que quelque chose de pratique ressorte du travail que vous avez imposé à votre Commission. Aussi, tout en vous rappelant que cette enquête *purement locale* ne saurait prétendre à des résultats que pourra seul atteindre une enquête générale et complète, qu'elle vous oblige par là même à une grande circonspection, nous vous proposons de donner votre approbation aux conclusions suivantes :

1º Depuis 1847, nous ne connaissons à Lyon que sept cas de mort authentiques et détaillés qui puissent être raisonnablement mis sur le compte de l'éther ;

2º Tous ces cas ne peuvent pas au même degré être mis à la charge de cet agent anesthésique ;

3º Trois cas relatifs à des malades atteints de grands traumatismes sont particulièrement discutables ;

4º Sur les sept cas, cinq se rapportent à des malades profondément atteints, et les deux autres à des malades dans des situations spéciales (grossesse et digestion d'une part, hystéro-névropathie à forme épileptique de l'autre) ;

5° Dans aucun cas, la mort n'a été aussi foudroyante qu'elle l'est souvent par le chloroforme ;

6° L'éther, tout capable de tuer qu'il est, est beaucoup moins dangereux que le chloroforme.

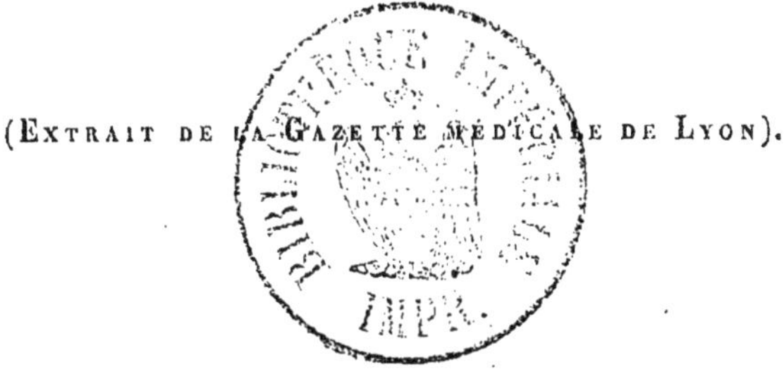

(Extrait de la Gazette médicale de Lyon).

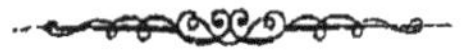

9 782019 721602